CONTRIBUTION A L'ÉTUDE

DE

L'OTOMÉNINGITE AIGUË

PAR

Augustin MENARD

DOCTEUR EN MÉDECINE

EX-PRÉPARATEUR D'ANATOMIE PATHOLOGIQUE ET D'HISTOLOGIE

MONTPELLIER

TYPOGRAPHIE ET LITHOGRAPHIE CHARLES BOEHM

ÉDITEUR DU MONTPELLIER MÉDICAL,

DE LA GAZETTE HEBDOMADAIRE DES SCIENCES MÉDICALES.

1890

CONTRIBUTION A L'ÉTUDE

DE

L'OTOMÉNINGITE AIGUË

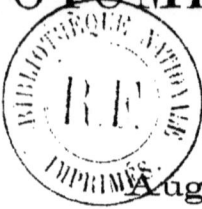

PAR

Augustin MENARD

DOCTEUR EN MÉDECINE

EX-PRÉPARATEUR D'ANATOMIE PATHOLOGIQUE ET D'HISTOLOGIE

MONTPELLIER

TYPOGRAPHIE ET LITHOGRAPHIE CHARLES BOEHM

ÉDITEUR DU MONTPELLIER MÉDICAL,

DE LA GAZETTE HEBDOMADAIRE DES SCIENCES MÉDICALES.

1890

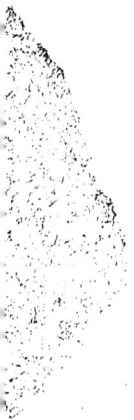

A Monsieur le Professeur GRASSET

Mon Parent, mon Bienfaiteur et mon Maître.

A. MENARD.

A MES PARENTS

A MES MAITRES

A MES AMIS

A MON PRÉSIDENT DE THÈSE

Monsieur le Professeur CARRIEU

A. MENARD.

INTRODUCTION.

« Connaissez-vous dans l'organisme humain une seule cavité
qui, dans un espace aussi petit, touche à tant d'organes importants et pour laquelle on doit redouter autant que pour la caisse
du tympan les suppurations et leurs conséquences ? » (Toynbee)[1].

Contiguë à la grande cavité crânienne et située en outre dans
le voisinage de plusieurs des sinus qui la sillonnent, — séparée du
golfe de la veine jugulaire par une mince couche osseuse, — affec-
tant des rapports intimes avec l'oreille interne et les organes déli-
cats qui y sont renfermés, — directement ouverte dans les cellules
mastoïdiennes qui peuvent en être considérées comme une large
diverticule, — traversée elle-même par un système compliqué
d'osselets mobiles et par un nerf important logé dans sa paroi, —
servant enfin d'appareil de transmission à l'une des plus utiles
fonctions de l'économie, — il n'est pas étonnant que l'oreille
moyenne ait attiré de longue date l'attention des chirurgiens. Ils ont
été frappés de longue date par l'importance fonctionnelle de ses
lésions, par les orages symptomatiques qui viennent traduire leur
évolution et par la gravité des complications qui en interrompent
la marche normale.

Considérée en elle-même, la caisse du tympan est une cavité
étroite et anfractueuse : son bas-fond est situé en dessous du niveau des orifices normaux ou pathologiques qu'elle présente ; enfin,

---

[1] Toynbee ; Diseases of the ear ; trad. fr. 1872.

elle communique librement par un orifice avec l'extérieur. C'est ainsi que les altérations suppuratives dont elle est si souvent atteinte possèdent tous les attributs des plaies auxquelles M. le professeur Verneuil a donné le nom de plaies cavitaires et qui, on le sait, sont considérées comme les plus dangereuses.

La légitimité des complications qui surviennent dans le cours de l'otite moyenne se trouve encore justifiée par le fait de l'oblitération fréquente, au cours des inflammations, des conduits qui paraissent normalement destinés à porter au dehors les produits de la suppuration. A la décomposition putride des liquides inflammatoires viennent donc s'ajouter des troubles de rétention qui, nous le verrons dans la suite, ne contribuent pas peu à favoriser le retentissement de l'otite sur les organes voisins.

Ces complications sont de divers ordres ; on ne saurait s'en étonner en considérant la diversité des organes qui se trouvent en connexion avec l'oreille moyenne et que nous venons d'énumérer.

Tantôt on aura affaire à une infiltration purulente de l'apophyse mastoïde ; d'autres fois, on se trouvera en présence d'une paralysie faciale, d'une phlébite ou d'une thrombose des sinus crâniens, d'une ostéite plus ou moins étendue du rocher. A maintes reprises, on a eu à déplorer l'ulcération de quelques-uns des gros vaisseaux situés dans le voisinage du temporal : sinus latéral, carotide interne ou jugulaire interne. Quand l'inflammation envahit la cavité encéphalique, on peut observer, soit l'inflammation chronique et limitée de la dure-mère au pourtour du rocher, la pachyméningite, — soit la phlogose, isolée ou simultanée, des méninges internes et de la substance cérébrale elle-même (méningite et abcès cérébraux ou cérébelleux). Enfin, dans quelques cas, heureusement rares, l'infection peut se généraliser davantage, et l'on voit une pyohémie à marche suraiguë et quasi foudroyante, mettre fin à l'évolution d'une otorrhée en apparence insignifiante.

La remarque de Toynbee n'avait donc rien d'exagéré : il n'est pas, dans l'organisme, de cavité pour laquelle on doive redouter,

autant que pour la caisse du tympan, les suppurations et leurs
conséquences.

L'insidiosité de ces complications, la difficulté de les prévoir
dans un cas déterminé, constitue, à côté de leur gravité, un
deuxième caractère qui légitime leur étude et la recherche de leur
mécanisme pathogénique. «Aussi longtemps, dit Wilde[1], qu'il existe
une otorrhée, on ne peut pas dire quand, comment elle va finir,
ni où elle peut mener. »

Les Anglais, chez lesquels l'otorrhée est peut-être plus fréquente
qu'ailleurs, sont si bien pénétrés de cette idée que, dans leur pays,
la constatation d'une otorrhée constitue un obstacle à contracter
une police d'assurances dans les conditions ordinaires

Nous avons eu l'occasion d'observer, dans le service de la Clinique médicale, deux cas d'otite suivie de mort ; dans l'un, l'issue
fatale a été déterminée par une méningite purulente consécutive ;
dans l'autre, l'otite s'est accompagnée de méningite partielle, et
celle-ci a été suivie d'infection purulente.

Ces deux cas, observés à un an d'intervalle, nous ont donné
l'idée de consacrer à l'étude de l'otoméningite aiguë notre Thèse
inaugurale. Nous nous en occuperons à l'exclusion des autres complications de l'otite ; nous laisserons également de côté l'inflammation chronique de la dure-mère au voisinage des foyers anciens
d'otorrhée, autrement dit la pachyméningite chronique partielle
à point de départ auriculaire.

Nous déclinons même toute prétention à l'étude complète de
l'otoméningite aiguë ; c'est sous forme de simple contribution que
nous présentons ce travail, auquel nos deux observations et les ré-
flexions qu'elles nous ont suggérées serviront de fondement.

Il est fort difficile d'apprécier mathématiquement la fréquence
des complications méningées de l'otite, pour la raison bien simple

---

[1] Wilde, cité par Trœltsch, Mal. de l'Oreille, trad. fr., 1870.

que les otites non compliquées sont considérées comme des lésions banales et communes, indignes par conséquent de figurer dans une statistique ; l'attention n'est guère fixée sur un écoulement de l'oreille que lorsqu'il vient s'y surajouter quelque altération de voisinage. — On peut, toutefois, tirer du nombre de faits publiés cette conclusion que l'otoméningite est loin de constituer une curiosité pathologique ; c'est une affection fréquente et grave. Tous les classiques en rapportent un certain nombre de cas ; Gintrac[1], qui a créé le nom d'otoméningite pour désigner la complication qui nous occupe, en rapporte 18 observations dans un travail que nous avons eu le regret de ne pouvoir nous procurer.

Par contre, les diverses statistiques des complications de l'otorrhée permettent de se rendre compte de la fréquence relative de tel ou tel élément morbide surajouté.

On voit bien vite, en les comparant, que la méningite occupe le troisième rang dans l'échelle des complications, la première place étant dévolue aux altérations osseuses du temporal, la deuxième aux abcés du cerveau. Lorsqu'on parcourt les recueils d'observations consignées dans les revues périodiques, on est également frappé de ce fait que l'ostéite, aiguë ou chronique, du rocher, est signalée dans la plupart des cas d'affection compliquée de l'oreille, et que les abcès cérébraux sont mentionnés plus souvent que l'inflammation aiguë des méninges.

La méningite survenant dans le cours d'une otorrhée n'est pas toujours (loin de là !) une complication isolée. Le plus souvent, elle succède à des lésions osseuses du temporal : d'autres fois, elle coïncide avec une ou plusieurs autres complications telles que des abcès du cerveau ou du cervelet, une phlébite ou une thrombose, etc.

Guerder[2], dans ses *Recherches sur les causes de la mort déterminée par les suppurations de l'oreille*, relève 29 fois la

---

[1] Gintrac ; Journal de Médecine de Bordeaux, 1865.
[2] Guerder; Annales des mal. de l'oreille, 1876, tom. II, pag. 298.

méningite parmi 70 cas d'otite compliquée. La méningite ne s'est montrée que 3 fois à l'état de lésion isolée ; — 21 fois elle a succédé à une nécrose ou carie du rocher ; — enfin elle a coïncidé : 5 fois avec des abcès du cerveau ou du cervelet, 2 fois avec des choléstéatomes de la caisse, 5 fois avec une phlébite ou une thrombose des sinus.

On le voit, la méningite ne constitue pas un épiphénomène exceptionnel au cours de l'évolution de l'otite : c'est une complication relativement fréquente, dont le diagnostic, ainsi que le prouveront nos observations, n'est pas de ceux qui s'imposent d'emblée à la conviction du clinicien ; les deux malades dont nous rapporterons l'histoire avaient été, en effet, envoyés tous les deux à l'hôpital avec le diagnostic de fièvre typhoïde, formulé par des praticiens justement estimés.

D'où la justification de notre modeste travail.

Dans un premier chapitre, nous nous occuperons du diagnostic de l'otoméningite et en établirons, prenant pour types nos deux faits, la discussion telle qu'elle se pose dans les cas analogues.

Un deuxième chapitre sera consacré à la recherche du mécanisme pathogénique des accidents otoméningés.

Enfin, dans un troisième chapitre, nous chercherons à poser les indications thérapeutiques résultant de l'ensemble de ces connaissances.

Au seuil de cette étude, qu'il nous soit permis d'adresser de publics remerciements à M. le professeur Carrieu, pour l'intérêt si bienveillant qu'il nous a porté au cours de nos études et l'honneur qu'il nous fait de présider à la soutenance de notre Thèse inaugurale ;

A notre excellent ami M. le professeur agrégé Estor, qui a guidé nos premières études d'anatomie et de chirurgie ;

Enfin à M. le docteur Rauzier, chef de clinique médicale, qui a tant de droits à notre reconnaissance. Nous devons à sa constante amitié d'avoir pu, à deux reprises différentes, le suppléer dans ses fonctions d'interne de l'Hôtel-Dieu Saint-Éloi, et, sans son précieux concours, joint à l'étendue de ses connaissances bibliographiques, nous n'eussions jamais pu mener à bonne fin ce travail, dont il nous a le premier donné l'idée.

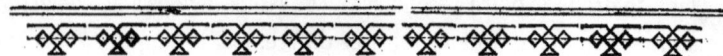

CONTRIBUTION A L'ÉTUDE

DE

L'OTOMÉNINGITE AIGUË

CHAPITRE PREMIER.

Diagnostic. — Observations.

La méningite aiguë, *générale* ou *partielle*, peut survenir au cours de toute inflammation auriculaire quel que soit son siège, qu'il s'agisse d'une otite externe, d'une otite interne ou d'une otite moyenne. Rare dans les deux premières variétés, elle atteint son maximum de fréquence dans les cas de lésions suppuratives de la caisse tympanique et dans les otites diffuses (Prompt) [1].

Toynbee [2] rapporte un exemple bien net de phlogose méningée venant troubler l'évolution d'une otite purement *externe* provoquée par le curage de l'oreille avec une épingle. L'otite

---

[1] Prompt; Accidents encéphaliques qui sont causés par l'otite. Thèse de Paris, 1870, n° 65.

[2] Toynbee; *loc. cit.*, pag. 63.

externe peut encore agir sur les méninges par l'intermédiaire d'une ostéo-périostite et d'abcès mastoïdiens, quand l'inflammation atteint la paroi postérieure du conduit auditif externe ; lorsque c'est, au contraire, la paroi antéro-inférieure qui est malade, il est plus fréquent d'observer des abcès parotidiens.

Tröltsch attribue à des otites externes passées inaperçues, la production d'un certain nombre de méningites de cause en apparence inconnue.

Gauthiez [1] signale, dans sa Thèse, des cas de méningite consécutive à une otite *interne*, en l'absence de lésions primitives de l'appareil de transmission.

Mais c'est surtout dans le cours de l'otite *moyenne* que l'on voit survenir les accidents méningés. En voici, parmi tant d'autres, une observation caractéristique empruntée à Darier [2].

PREMIÈRE OBSERVATION.

Méningite aiguë suppurée consécutive à une otite moyenne et à la suppuration des cellules mastoïdiennes (DARIER, *Bull. de la Soc. anat.*, 1882).

Dans l'après-midi du 11 avril 1882, on apporte dans le service de M. Blachez, à l'hôpital Necker, salle Saint-Ferdinand, le nommé G..., âgé de 49 ans, cocher. Cet homme, d'une constitution très vigoureuse, puissamment musclé et doué d'un embonpoint notable, est dans un état de coma complet, et l'on ne peut obtenir aucun renseignement sur lui.

Voici les symptômes que nous observons à la visite du soir : Perte de connaissance absolue, résolution musculaire ; d'un côté comme de l'autre, les membres soulevés retombent lourdement sur le lit. La respiration est haletante, anxieuse mais par moments elle s'accélère, s'accompagne de gémissements, et le ma-

---

[1] Gauthiez ; Thèse de Paris, 1862, n° 94.

[2] Darier ; Bulletin de la Société anatomique, 1882, pag. 238.

lade, paraissant souffrir beaucoup de sa tête, lève alors les bras pour la saisir à deux mains, agite ses membres inférieurs et contracte les muscles de sa face dans une expression de douleur. De ce fait, le diagnostic d'hémorrhagie cérébrale, qui se présentait à l'esprit tout d'abord, était écarté.

Les yeux sont convulsés en haut et à droite, les pupilles dilatées, l'attouchement des conjonctives provoque le réflexe palpébral. Sur tout le reste du corps, la sensibilité est abolie et une épingle plongée dans la peau n'amène aucune réaction motrice. — 6 ventouses scarifiées sur la nuque ne donnent presque pas de sang. La respiration devient bientôt de plus en plus gênée (52 par minute) et voile à l'auscultation les bruits du cœur, le pouls est insensible ; cyanose ; refroidissement des extrémités. La mort survient à 9 heures du soir.

Nous n'avions constaté aucune trace de contusion, pas d'écoulement par le nez ou les oreilles, rien si ce n'est la trace d'un petit vésicatoire placé récemment derrière l'oreille gauche. Le diagnostic, si difficile dans ces conditions, l'eût été bien moins si nous avions eu les renseignements que nous avions recueillis après la mort.

Non alcoolique, jouissant jusque-là d'une bonne santé, G... avait été pris au mois de janvier, sans cause connue, de maux de tête, de vertiges, de bourdonnements d'oreille, accompagnés d'un écoulement purulent peu abondant par l'oreille, lequel se tarit bientôt. Cette céphalalgie, ce vertige, l'empêchaient souvent de travailler, et depuis cette époque il n'a guère pu aller à son ouvrage que deux jours par semaine. Pourtant, fait remarquable, il a passé encore toute la journée du dimanche 9 avril, deux jours avant sa mort, sur son siège. Le soir, souffrant davantage, il s'était couché et le médecin qui le soignait avait diagnostiqué une méningite consécutive à une otite.

Autopsie, trente-six heures après la mort. — La calotte crânienne, épaisse, se détache facilement.

A l'ouverture de la *dure-mère*, s'écoulent 60 à 100 gram. de *pus* verdâtre, phlegmoneux, nullement enkysté, comme on a pu le constater avant l'incision en le faisant fluctuer facilement d'arrière en avant et dans tous les sens. A la face interne de la dure-mère, on voit, adhérant en plusieurs points, des fausses membranes friables et très minces, demi-transparentes. Pas d'adhérences avec le feuillet viscéral de l'arachnoïde. Les reins contiennent comme d'ordinaire du sang noir et épais.

L'*encéphale* offre, outre une congestion générale de la pie-mère, des traînées de pus épanché tout autour des vaisseaux, dans l'espace sous-arachnoïdien ; ces lacs purulents existent partout à la surface, mais en grande abondance surtout sur le lobe sphénoïdal gauche et à la face supérieure du cervelet. La base en présente beaucoup moins.

Les confluents en particulier et les scissures de Sylvius sont libres. Les circonvolutions ne se décortiquent que difficilement. Sur des tranches faites avec soin dans les deux hémisphères et dans le cervelet, on ne découvre aucun abcès du cerveau.

Rocher. — Pour chercher la cause de cette méningite, nous arrachons la dure-mère de la base du crâne et nous ne tardons pas à tomber, à l'union de la face postérieure du rocher gauche avec la portion écailleuse, sur un petit foyer purulent. A ce niveau, la dure mère est saine, non ulcérée, pas même notablement congestionnée. Mais une érosion de la lame osseuse met à nu les cellules mastoïdiennes sur une surface grande comme un haricot. Ces cellules, ouvertes ensuite largement par un trait de scie, sont remplies de pus crémeux ; leur muqueuse est tuméfiée et d'un rouge violacé, mais le tissu osseux sous-jacent n'est enflammé que dans une très légère étendue. Disons ici qu'il n'y a aucune tuméfaction, aucun œdème derrière l'oreille et qu'à l'extérieur l'apophyse mastoïde a l'aspect absolument normal. Une coupe longitudinale du rocher, passant par l'axe du conduit auditif externe, nous permet de constater ce qui suit : intégrité du conduit auditif externe dont la muqueuse est normale. Intégrité de la membrane du tympan, qui n'est perforée en aucun point et qui offre à peine un peu de rougeur de sa face profonde. Inflammation de la caisse du tympan qui est remplie de pus, dont les parois sont rouges et tuméfiées, mais encore à un degré modéré. Les osselets ont été emportés détruits par la scie ; nous retrouvons pourtant le marteau qui est intact et adhère au tympan. L'oreille interne n'offre pas de lésion appréciable.

Tous les *autres viscères* sont normaux ; un peu de congestion seulement du foie et des poumons. Inutile d'ajouter que nous n'avons pas trouvé trace de tubercules.

Si le siège de l'otite a quelque influence sur la production de l'inflammation méningée, si l'otite moyenne a plus de tendance à favoriser cette complication, le *degré d'acuité de la lésion auriculaire* n'a qu'une importance minime. Une otite chronique ou subaiguë servira tout aussi bien de générateur à la méningite qu'une inflammation suraiguë de la cuisse. Bien souvent ce sera dans le cours d'une vieille otorrhée, après une longue période d'innocuité de la lésion, que la redoutable complication viendra surprendre un malade jusqu'alors tolérant et résigné à son infirmité. Cette tolérance habituelle pour les suppurations chroniques de l'oreille, « mal nécessaire » ou « émonctoire salutaire » au dire d'un grand nombre, rend impossible l'estimation du coefficient de complication de l'otite, la plupart des malades atteints d'otorrhée non compliquée négligeant de rechercher une intervention médicale.

Au point de vue de la *nature des lésions auriculaires* qui peuvent se compliquer de méningite, on peut dire que toutes les inflammations de l'oreille sont également susceptibles d'offrir une pareille complication. Le plus grand nombre des faits publiés ont trait à des méningites consécutives à l'otite tuberculeuse ; cela tient uniquement à ce que cette variété d'otite est la plus fréquente. On voit, d'autre part, signaler dans les recueils des faits où la méningite a succédé à diverses infections (typhique, rubéolique). Nous rapporterons plus loin (obs. ii). le récit détaillé d'une otoméningite grippale.

Chez l'enfant, l'otoméningite, comme son point de départ auriculaire, est presque toujours tuberculeuse; chez l'adulte, la nature des altérations otoméningées est plus variable.

Quels sont les *symptômes* de l'otoméningite?

On sera peut-être étonné de nous voir traiter cette question d'une manière en quelque sorte accessoire, alors qu'on eût pu s'attendre à lire la symptomatologie dans un chapitre à part. C'est que l'otoméningite n'est pas une maladie spéciale : c'est un processus pathogénique constitué par la superposition de deux syndromes, par la combinaison de deux actes morbides, dont la symptomatologie isolée est banale et classique. Décrire en détail ses symptômes reviendrait à passer successivement en revue tous les caractères constitutifs : 1° de l'otite, 2° de la méningite. Nous préférons nous en tenir à une énumération rapide de ces signes, renvoyant pour le détail aux traités spéciaux d'otologie et de pathologie interne.

L'*otite*, par elle-même, donne naissance aux symptômes suivants : dé la douleur, de l'agitation, de l'insomnie, une fièvre quelquefois très vive, des vertiges, des vomissements, des troubles nerveux. Souvent on constate les signes rationnels d'une perforation du tympan ; l'écoulement présente une abondance variable, il est habituellement fétide. — La douleur est très vive quand l'inflammation se propage aux cellules mastoïdiennes ; elle s'accompagne alors de rougeur, de tuméfaction et d'empâtement dans la région rétro et sus-auriculaire. — Quand l'oreille interne et les canaux semi-circulaires sont envahis, on observe souvent les phénomènes giratoires et les symptômes caractéristiques de la maladie de Ménière.

« Pour ce qui concerne les phénomènes objectifs présentés
par l'oreille dans les suppurations de l'oreille moyenne à issue
funeste, déclare Politzer[1], on trouve fréquemment les symptômes décrits à propos de la carie, c'est-à-dire le rétrécissement
du conduit auditif, l'obstruction de la lumière par des excrois-
sances polypeuses et des granulations; dans les parties profondes, de l'exsudat fétide, de mauvaise couleur, quelquefois mé-
langé de sang, ou des masses visqueuses, caséeuses; la membrane tympanique perforée, ainsi que la muqueuse de l'oreille
moyenne, le plus souvent fortement hypertrophiée et exulcérée;
les parois osseuses du conduit auditif de la caisse en partie dé-
nudées; le pourtour de l'oreille normal ou infiltré, traversé en
un ou plusieurs points par des canaux fistuleux. Rarement on ne
trouve dans l'oreille que les modifications qui se présentent dans
les simples suppurations de l'oreille sans complications. Gaehde
a trouvé une fois la membrane du tympan intacte. »

La *méningite* otitique se traduit généralement par une céphalée,
d'abord intermittente et partielle, puis généralisée et continue.
Des vomissements biliaires ou muqueux en marquent également le début; la constipation est habituelle. L'agitation et l'insomnie font rarement défaut; les pupilles sont étroites; les
troubles cérébraux offrent une variabilité très grande dans leur
intensité et leur date d'apparition. La température n'offre rien
de caractéristique; la fièvre est souvent modérée dans les cas
de méningite partielle; elle est très vive dans la méningite de la
convexité. Quant au pouls, il est presque toujours fréquent au
début (Politzer), puis il se ralentit; enfin, il s'accélère de nouveau aux approches de la fièvre. Des contractures ou des paralysies siégeant en divers points se manifestent; souvent il se
produit une névrite optique. Puis la respiration s'accélère et

---

[2] Politzer; Traité des maladies de l'oreille, trad. franç., 1884, pag. 486.

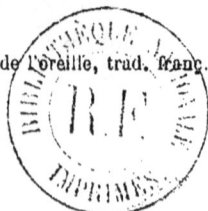

devient irrégulière ; la vessie et le rectum se paralysent ; enfin la mort survient dans le coma.

La *marche* de l'otoméningite peut être lente ou rapide. La durée de l'évolution morbide est généralement courte lorsqu'il s'agit d'une suppuration aiguë de l'oreille moyenne ; le processus n'est lent que dans un petit nombre de vieilles otorrhées.

La mort est l'issue la plus habituelle ; on peut même dire que la guérison constitue une exception fort rare. Cependant on a cité des cas d'amélioration persistante.

Politzer rapporte l'observation d'une jeune fille de 12 ans, souffrant d'une suppuration chronique de l'oreille moyenne droite, qui, au dire des parents, était depuis huit jours assoupie et sans connaissance. et qui fut guérie à la suite de lavages répétés de la caisse ; deux ans plus tard, elle succomba en six jours à une méningite.—Kippe signale trois cas analogues (*Zeits. f. Ohrenheilk.* Vol. VIII).

La guérison survient de préférence lorsqu'il s'agit d'une inflammation localisée des méninges, provoquée par la présence, dans le voisinage de ces membranes, d'une cause passagère d'irritation (séquestre, polype).

Quelles sont maintenant les affections avec lesquelles on pourrait confondre l'otoméningite aiguë généralisée ?

La simple *rétention du pus*, au cours d'une otite aiguë ou chronique, peut donner lieu à une partie de la symptomatologie qui caractérise l'inflammation des méninges ; on voit se produire, dans les cas de ce genre, de la céphalalgie, des vomissements, des convulsions, quelquefois même du coma ; les accidents cèdent comme par enchantement lorsqu'on a ouvert une voie aux produits de la suppuration. Le diagnostic se basera sur la brusquerie des phénomènes, l'absence de paralysies limitées, de troubles pupillaires et de névrite optique avec hyperémie veineuse du fond de l'œil.

Les *abcès du cerveau* ou du *cervelet* seront l'occasion d'un diagnostic différentiel plus compliqué. Ces abcès constituent, on le sait, l'une des complications fréquentes de l'otite et sont observés plus souvent que la méningite au cours des inflammations de l'oreille. D'après Lebert [1], un quart des cas d'abcès du cerveau ne reconnaîtraient pas d'autre origine.

On retrouve dans cette complication la plupart des symptômes de la méningite, avec cette différence que la lésion cérébrale évolue souvent sans fièvre. De plus, la douleur céphalique et les phénomènes parétiques, qui manquent rarement, sont habituellement unilatéraux comme la lésion qui leur donne naissance. A part ces quelques signes différentiels, on constate, ici encore : des vertiges, de l'insomnie, des troubles intellectuels, des contractures et des paralysies pouvant porter sur les divers muscles des extrémités ou de la face, des accès éclamptiques, du strabisme, des troubles de la vue et du langage, du relâchement des sphincters. — Quand la fièvre existe, elle revêt la forme intermittente et s'accompagne de frissons. — La marche de ces lésions est souvent lente avec des rémissions. La mort peut se produire par suite de la rupture de l'abcès, ou par inflammation de voisinage, ou encore grâce aux progrès de la paralysie qui envahit le cœur et les muscles de la respiration. Quelques faits certains de guérison ont été publiés.

Les abcès du cervelet sont rarement isolés ; Desprès a cependant signalé un cas d'abcès initial. Ils traduisent leur présence, en sus des troubles précédents, par une céphalée siégeant de préférence à la région occipitale, et une prédominance du décubitus du côté de l'abcès.

S'il est difficile de distinguer les abcès cérébraux ou céré-

[1] Lebert ; Arch. de Virchow, tom. X.

belleux de la méningite, il devient presque impossible de diagnostiquer l'association, d'ailleurs assez fréquente, des deux ordres de lésions.

La *thrombose* ou la *phlébite des sinus* [1] fournit aussi un élément au diagnostic différentiel.

« Le diagnostic de la thrombose du sinus latéral est probable, dit Politzer [2], s'il survient des frissons à plusieurs reprises, suivis d'une température fébrile élevée, surtout s'il y a en même temps des métastases dans d'autres organes. Le diagnostic certain ne s'établit que par la constatation de la présence d'un thrombus résistant dans la veine jugulaire..... Tandis que, dans la méningite et l'abcès du cerveau, il n'y a jamais des frissons aussi intenses et des températures de fièvre aussi élevées que dans la thrombose des sinus ; les troubles cérébraux dans celle-ci sont peu marqués, et la connaissance n'est souvent pas altérée jusqu'aux derniers moments. »

Telles sont les complications cérébrales de l'otite auxquelles on pourrait fréquemment confondre l'otoméningite. Mais ces maladies locales ne sont pas les seules avec lesquelles une confusion puisse avoir lieu. L'otoméningite revêt quelquefois le masque d'une affection générale.

Voici, par exemple, un cas dans lequel le diagnostic avec une *fièvre typhoïde* a donné lieu à quelques difficultés ; la discussion qui suivra l'exposé de ce fait résumera les caractères différentiels :

OBSERVATION II (personnelle).

Méningite suppurée consécutive à une otite grippale. — Mort. — Autopsie.

Déj..., 24 ans, soldat depuis quelques mois au 122e de ligne,

---

[1] Sentex ; Thèse de Paris, 1865, n° 130.
[2] Politzer ; *loc. cit.*, pag. 495.

entre, le 17 avril 1890, dans le service de M. le professeur Grasset, où il occupe le n° 2 de la salle Tisson.

On ne retrouve, dans ses antécédents héréditaires, aucune affection diathésique. Il possède une excellente constitution et n'a jamais été malade jusqu'à la fin de l'année dernière ; dans son enfance, il n'a contracté aucune des fièvres éruptives.

En décembre 1889, il fut atteint de la *grippe* et présenta comme complication une *otite double*, qui a provoqué pendant quelques jours une surdité à peu près complète. Bientôt rétabli, le malade est allé en convalescence, puis a repris son service, sans présenter d'autres phénomènes pathologiques qu'un certain degré de surdité.

Dans les premiers jours d'avril, des douleurs d'oreille surviennent et un écoulement purulent reparaît en même temps que la surdité s'accentue. La suppuration commence par l'oreille gauche; bientôt l'oreille droite suppure à son tour.

Vers le 10 avril, le malade est pris d'une violente céphalalgie, de fièvre et de vomissements ; l'appétit est nul ; il existe de la constipation. Au bout de peu de jours, les vomissements cessent ; mais la céphalalgie et la fièvre persistent, la constipation se maintient ; l'intensité de la céphalalgie provoque une agitation habituelle, à laquelle succèdent de la torpeur et de l'abattement durant les rémissions de la céphalée ; enfin, des épistaxis répétées se produisent.

Déj... est envoyé dans le service médical le 17 avril, avec le diagnostic de fièvre typhoïde. Le thermomètre est monté, la veille au soir, à 39°,7, et le matin du même jour, à 38°,6.

Le jour de son entrée (septième jour de la maladie), à la visite de l'après-midi, la température est à 39°,2 ; on compte 60 *pulsations*.

La *céphalalgie* constitue le phénomène dominant ; la douleur est insupportable, elle occupe toute la surface crânienne et imprime à la physionomie du malade un aspect de souffrance et

d'angoisse qui frappe dès l'abord ; les traits contractés, la face
pâlie, il pousse des cris au moindre mouvement. Il s'agite
pourtant et change à tout instant de place ; depuis plusieurs
nuits, il n'a pu fermer l'œil.

Le pouls, rare comme il a été dit, mais plein et régulier,
contraste avec l'élévation de la température ; la peau est sèche
et brûlante.

La langue est blanche dans toute son étendue ; elle ne présente de rougeur ni à la pointe ni sur les bords ; pas de rougeur
de l'arrière-gorge. Le ventre présente un aspect normal ; il ne
se produit ni douleur ni gargouillement à la pression de la fosse
iliaque droite ; enfin, on ne constate pas de taches rosées à la
surface de l'abdomen.

Par contre, certains troubles vaso-moteurs sont bien marqués
et l'on provoque avec la plus grande facilité la *raie* dite *méningitique* par le procédé habituel : une pression légère fait aussitôt
apparaître une raie blanchâtre, encadrée par deux raies rouges,
qui sont elles-mêmes entourées de zones d'anémie. Une fois ap-
parue, la tache persiste plusieurs minutes.

Les deux *oreilles* sont le siège d'un écoulement purulent peu
abondant ; la pression des régions péri-auriculaires n'est pas
douloureuse ; il n'existe pas de signes de perforation du tympan.

Les *pupilles* sont égales, modérément dilatées et très contractiles.

Les organes thoraciques ne présentent rien d'anormal ; on
note simplement un peu de rudesse respiratoire aux deux
bases.

En présence de ce complexus symptomatique, le diagnostic
de fièvre typhoïde est rejeté et l'on conclut à l'existence d'une
méningite aiguë consécutive à une otite. Ce diagnostic est basé
sur l'intensité de la céphalalgie, les vomissements du début, la
constipation, le ralentissement du pouls et le trouble des fonctions vaso-motrices. La méningite étant ainsi affirmée, il est

rationnel de conclure que l'otite a dû servir de porte d'entrée à l'infection.

Un traitement révulsif est aussitôt institué : on prescrit le ca- lomel à doses fractionnées (un gramme en dix paquets, à pren- dre un paquet toutes les deux heures), des bottes sinapisées et la glace en application locale ; enfin, on assainit le foyer d'in- fection extérieure par des lavages détersifs avec l'eau boriquée à 2 %.

18. T. 38°,5; P. 68. Le malade a pris huit paquets de calo- mel et a eu une forte selle. Sous cette influence combinée à l'action des bottes sinapisées, la céphalalgie s'est notablement amoindrie, l'agitation s'est calmée; pour la première fois depuis huit jours, le sommeil a été possible. La symptomatologie est, à cela près, la même que celle de la veille ; la surdité semble

Avril 1890

P.	T.	16	17	18	19	20	21	22	23	24	25		
160	41°												
140	40°												
120	39°												
100	38°												
80	37°												
60	36°												

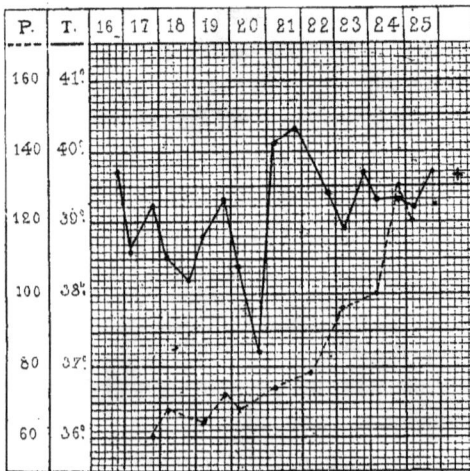

Courbe de l'Obs. II

diminuer. Le sujet se plaint toutefois d'éprouver quelque diffi- culté à tourner la tête, soit d'un côté, soit de l'autre; on constate, à l'examen de la région cervicale, un peu de rougeur et un certain degré d'empâtement au niveau de la zone mastoïdienne gauche. — Les prescriptions ne sont pas modifiées, mais la dose de calomel est abaissée à 20 centigr.

Soir. T. 38°,2.

19. T. 38°,8; P. 64. La nuit a été mauvaise, le malade a beaucoup souffert ; la surdité s'est accentuée, l'écoulement purulent est plus abondant. Aux phénomènes des jours précédents se joint de la *diplopie* ; le trouble visuel n'est pas constant et porte seulement sur la vue à distance ; il résulte par conséquent d'une parésie du muscle de l'accommodation. Pas de strabisme, d'inégalité ou de paresse pupillaires. Le ventre présente un aspect normal ; on note encore l'apparition rapide et la persistance de la raie méningitique. La langue est blanche et n'offre de rougeur en aucun point ; pas de vomissements; deux selles liquides. Le malade se plaint de douleurs lancinantes dans tout le côté gauche de la tête et surtout dans la région de la nuque. Les vitesses d'ascension du thermomètre placé dans la main (température périphérique) ou sous l'aisselle (température centrale) donnent le tableau comparatif suivant :

	Main.	Aisselle.
Après 1 minute	35°,8,	37°,5.
— 2 —	36°,4,	38°.
— 3 —	36°,7,	38°,2.
— 4 —	37°,	38°,3.
— 5 —	37°,2,	38°,35.
— 6 —	37°,5,	38°,4.

Le calomel devra être administré toutes les quatre heures à la dose de 10 centigr. jusqu'à production d'une ou deux selles ; on donnera dans les intervalles cinq cachets renfermant chacun 20 centigr. de bromhydrate de quinine. Un vésicatoire de 10/10 centimètres sera appliqué à chaque cuisse.

Soir. T. 39°,4; P. 72.

20. T. 38°,5; P. 68. La céphalalgie et la surdité persistent ; quelques *vomissements* se sont produits dans la nuit.

Soir. T. 37°,2.

21. T. 40°,1 ; P. 76. Violente céphalalgie et vomissements pendant la nuit ; *épistaxis* répétées. Agitation vive. Douleur persistante à la nuque provoquant une impotence fonctionnelle complète ; le sujet a l'air soudé. La surdité est moindre. Pas de phénomènes abdominaux ; raie méningitique aussi accentuée ; diplopie persistante pour la vue à distance ; pupilles paresseuses. — Continuer le calomel et la quinine ; appliquer de la glace sur la tête et un vésicatoire à la nuque.

Soir. T. 40°,3.

22. T. 38°,7 ; P. 80. Deux épistaxis, céphalée persistante ; raie méningitique moins nette et plus lente à se produire, pupilles plus contractiles ; une selle. — Continuer la quinine ; supprimer le calomel ; donner le soir un lavement avec 40 gram. de glycérine.

Soir. T. 39°,4.

23. T. 38°,9, P. 72 à 96 (irrégulier). Agitation vive avec délire toute la nuit ; deux épistaxis. Trois selles. — Ce matin, l'agitation persiste ; léger subdélire. Pupilles paresseuses, en état de moyenne dilatation. Le pouls et la respiration sont inégaux et irréguliers. Le type respiratoire est celui de Cheyne-Stokes, sans alternances aussi régulières que dans l'urémie : à des mouvements respiratoires rapides succèdent de lentes et profondes inspirations accompagnées de pauses prolongées, qui sont suivies à leur tour de lentes reprises et enfin de véritables crises de dyspnée. Voici pendant une minute quel est l'état de la respiration, noté de cinq en cinq secondes :

De   0 à   5 secondes : pause respiratoire.

De   5 à 10   —   une légère inspiration.

De 10 à 15   —   pause.

De 15 à 20   —   pause.

De 20 à 25 secondes : une inspiration.

De 25 à 30 — pause.

De 30 à 35 — deux faibles inspirations.

De 35 à 40 — dyspnée.

De 40 à 45 — dyspnée.

De 45 à 50 — pause.

De 50 à 55 — pause.

De 55 à 60 — pause (reprise peu énergique aussitôt après).

Le pouls se ralentit pendant les pauses et s'accélère au cours des reprises respiratoires.

L'urine renferme des traces d'albumine.

Le soir, T. 39°,7.

Le 24, T. 39°,3 ; P. 100. Délire, agitation, carphologie ; on ne parvient pas à fixer l'attention du malade.

Le type respiratoire n'est plus aussi net ; les pauses sont moins fréquentes et moins prolongées, l'expiration est pénible et bruyante. Les pupilles sont dilatées, elles se contractent paresseusement à la lumière. Les muscles oculaires ne sont ni contracturés ni paralysés ; on constate seulement un léger degré d'ataxie dans leurs mouvements ; il n'existe pas de paralysies limitées. La langue est sèche et blanchâtre. — Lavement purgatif ; potion au rhum et à la caféine ; vésicatoires aux cuisses.

Soir. T. 39°,3 ; P. 130.

25. T. 39°,2 ; P. 120. Délire, agitation, soubresauts de tendons, carphologie, incontinence d'urine et des matières fécales ; cyanose de la face et des extrémités.

Pupilles dilatées, paresseuses. Le lavement a provoqué une selle copieuse. Le trouble respiratoire ne s'est pas reproduit. — Injections de caféine, potion tonique.

Soir. T. 39°,6.

Le malade meurt dans la nuit.

AUTOPSIE (pratiquée par M. le professeur Kiener).

Sujet non émacié; pas d'œdèmes.

THORAX. — Les *poumons* sont normaux; pas trace de tubercules aux sommets; pas d'adhérences; légère splénisation à la base droite.

Cœur normal, pesant 330 gram. Aucune altération des valvules ou du myocarde. Deux à trois cuillerées de sérosité citrine dans le péricarde.

ABDOMEN. — *Foie* pesant 1,680 gram.; il est flasque, lisse, ses bords sont tranchants. L'organe, à la coupe, est pâle et luisant, graisseux en un mot; on note une légère congestion au centre des lobules.

Rate pesant 130 gram., de consistance et d'aspect normaux.

Les *reins* ne présentent pas d'ulcérations. Le rein droit pèse 185 gram., le gauche 165 gram.

L'*intestin* offre un certain degré de congestion de l'extrémité terminale de l'intestin grêle; à ce niveau, les arborisations vasculaires sont bien dessinées et fortement colorées, mais il n'existe pas la moindre tuméfaction des glandes de Peyer, ni la plus légère ulcération de la muqueuse; les ganglions du mésentère ne sont pas engorgés. Le cœcum est absolument normal.

CRANE. — Après incision de la dure-mère, on voit apparaître une série de dépôts blanchâtres occupant la convexité des deux hémisphères et logés de préférence dans les sillons qui séparent les circonvolutions. Ces dépôts sont peu étendus et ont leur grand diamètre disposé suivant la direction des sillons; ils sont situés entre la pie-mère et l'arachnoïde et sont formés par des masses concrètes et blanchâtres, d'apparence fibrineuse, ne laissant pas écouler de pus à la section.

Tout le reste de la convexité des hémisphères est le siège d'une congestion intense et diffuse.

Les altérations atteignent leur maximum d'intensité au niveau de la base ; en ce point, les dépôts concrets englobent la plupart des nerfs crâniens à leur origine apparente ; les nerfs optiques et pathétiques sont particulièrement entourés.

L'exsudat plastique recouvre également la plus grande portion du cervelet ; le bulbe en est également enveloppé, et l'inflammation se propage de haut en bas dans le canal médullaire, où l'on ne peut malheureusement pas la poursuivre.

A l'ouverture des divers ventricules cérébraux, il s'écoule une certaine quantité de sérosité ; les plexus choroïdes sont congestionnés. Le corps calleux est aminci, infiltré et se déchire facilement. — Les noyaux centraux ne présentent aucune altération.

La section du *rocher gauche*, au ciseau, ne démontre aucune lésion osseuse ; il existe simplement, à l'intérieur de l'os, une sorte de gélatine rosée, filante et transparente. Il n'existe pas même de pus dans l'oreille moyenne.

Le *rocher droit*, au contraire, est *infiltré de pus dans sa totalité* ; on trouve également du pus, en médiocre abondance et par conséquent sans pression, dans l'oreille moyenne et le conduit auditif interne ; la membrane du tympan est perforée.

La surface intra-crânienne du rocher présente cependant son aspect normal et n'est en aucun point détruite ou seulement modifiée dans sa forme et sa coloration.

Nous reviendrons plus loin, à propos du mécanisme pathogénique des accidents, sur ces constatations anatomo-pathologiques. Nous nous contenterons, pour le moment, d'envisager cette observation au point de vue clinique et de discuter le diagnostic.

Le diagnostic ne s'imposait pas avec une lumineuse évidence, puisque le malade avait été apporté à l'hôpital avec l'étiquette nosologique de fièvre typhoïde.

Il présentait, en effet, nombre de symptômes pouvant se rapporter à cette pyrexie et, le premier jour, il fallut une analyse minutieuse de chacun de ces symptômes pour porter un diagnostic exact.

Un début progressif, une céphalée persistante, des alternatives d'agitation et d'abattement, la coïncidence d'une température élevée avec une fréquence minime du pouls, des épistaxis, de la rudesse respiratoire, le tout survenant chez un sujet jeune et vigoureux, indemne de toute maladie antérieure, et atteint en pleine période d'acclimatement à son nouveau milieu, devaient forcément évoquer comme idée première le fantôme de la *fièvre typhoïde.*

L'absence de taches rosées ne pouvait, à elle seule, infirmer ce diagnostic, puisque le malade terminait à peine son premier septénaire.

La constatation de la raie méningitique, pas plus que la surdité du malade n'étaient elles-mêmes contraires à cette manière de voir. Notre maître, M. le professeur Grasset, a souvent insisté devant nous sur la non-spécificité de la tache méningitique, qui traduit simplement une plus grande impressionnabilité du système vaso-moteur ; pareille susceptibilité s'observe dans les maladies infectieuses graves, la fièvre typhoïde en particulier, au même titre que dans la méningite. — Quant à la surdité, nous l'avons constatée à diverses reprises dans des cas de fièvre typhoïde où l'influence de la médication quinique ne pouvait en aucune façon être incriminée.

Si le diagnostic de dothiénentérie paraissait justifié à première vue, une étude plus approfondie de chacun des symptômes ne tardait pas à écarter cette hypothèse.

Il est rare tout d'abord d'observer, dans la dothiénentérie, une céphalalgie aussi intense ; il est exceptionnel de voir, au septième jour, la céphalée dominer la scène morbide et arracher des cris au malade.

L'étude comparative de la température et du pouls était égalemrent peu conforme à l'idée d'une fièvre typhoïde. Certainement, dans cette dernière, il existe habituellement, quand la maladie suit une évolution bénigne, un défaut de rapport entre la fréquence des contractions cardiaques et l'élévation thermique ; il n'est pas rare de constater, avec une température de 40°, un nombre de pulsations ne dépassant pas le chiffre de 84 ou 88 à la minute. Mais de là à une rareté absolue du pouls, à une descente du nombre des pulsations au-dessous de la moyenne physiologique, il y a loin. Or notre malade, au jour de son entrée, présentait, avec une hyperthermie réelle (39°,2), une chute du pouls à 60 pulsations.

L'aspect de la langue uniformément blanchâtre, les vomissements du début, étaient loin de plaider en faveur de la dothiénentérie.

De plus, et c'est d'ailleurs le principal argument, les troubles abdominaux faisaient totalement défaut. Intenses ou atténuées, les manifestations fonctionnelles du côté de la cavité abdominale font partie intégrante et nécessaire du cortège de la fièvre typhoïde, où les altérations de la partie terminale de l'intestin grêle constituent le seul critérium anatomique. Or, on n'observait, dans notre cas, ni douleur ni gargouillement à la pression de la fosse iliaque droite, pas plus qu'il n'existait de tympanisme ou de diarrhée ; au contraire, une constipation opiniâtre résumait, de ce côté, la symptomatologie.

Pour toutes ces raisons, le diagnostic de fièvre typhoïde devait être éliminé. Quant aux diverses fièvres éruptives, c'est à peine si l'on était en droit d'y songer pour les écarter aussitôt.

La *méningite*, au contraire, centralisait les divers termes du syndrome ainsi approfondi. A elle seule pouvait se rapporter l'ensemble morbide : cette horrible céphalalgie, ces vomissements initiaux, cette constipation opiniâtre. Rentraient également dans le cadre de la phlogose des méninges, les allures réciproques de la température et du pouls (fièvre dissociée), les troubles vaso-moteurs intenses et précoces. Il ne manquait, à ce premier examen, que la constatation de troubles oculaires, de contractures ou paralysies limitées, pour trouver réunis dans un fait classique les caractères de la méningite aiguë.

Le siège de l'inflammation était difficile à préciser : on ne constatait, en effet, ni le délire violent de la méningite de la convexité, ni les paralysies des nerfs crâniens, si fréquentes dans les méningites de la base. Les phénomènes de compression faisant défaut, il était permis de conclure à l'existence d'une méningite généralisée avec exsudat peu abondant.

Et maintenant, quelle était sa nature ?

S'agissait-il d'une méningite primitive ? Cette forme, rare, ne s'observe guère, semble-t-il aujourd'hui, qu'à la suite de l'insolation.

L'idée d'une méningite cérébro-spinale épidémique arrêtait à peine l'attention, la notion d'épidémicité faisant entièrement défaut.

Se trouvait-on en présence d'une méningite tuberculeuse? Certes la coexistence d'une otite n'était pas en opposition avec cette hypothèse ; l'otorrhée se trouve en effet, le plus habituellement, sous la dépendance d'une carie du rocher dont la nature bacillaire ne saurait aujourd'hui faire de doute. Cependant pareil diagnostic fut rejeté, et cela pour deux raisons : d'abord parce qu'on ne retrouvait, dans les antécédents héréditaires ou personnels du sujet, aucun élément de nature à faire prévoir une invasion bacillaire ; et de plus, en raison de l'absence, dans la symptomatologie de la maladie actuelle, de toute autre localisation tuberculeuse ; or, chez l'adulte, la méningite spécifique est rarement primitive.

Il ne restait plus qu'une hypothèse à formuler : on avait forcément affaire à une méningite secondaire.

Celle-ci peut, on le sait, succéder, soit à une maladie générale infectieuse (pneumonie, rhumatisme, scarlatine, fièvre typhoïde, grippe), soit à une altération de voisinage (otite compliquée ou non de lésions osseuses). Or, dans l'espèce, il était impossible de ne pas voir de rapport entre le développement des phénomènes méningés et l'existence d'une otite double déjà ancienne. Celle-ci ayant eu pour origine une infection grippale, on pouvait hardiment conclure que la méningite se trouvait sous la dépendance des mêmes germes que l'otite elle-même et reconnaissait pour cause l'agent figuré, encore mal connu, de la grippe.

En sorte que le diagnostic formulé, au moment de l'entrée du malade fut le suivant : *Méningite aiguë généralisée consécutive à une otite grippale.*

Le pronostic porté et la thérapeutique intervenue peuvent être légitimement déduits du diagnostic sans qu'il soit besoin d'y insister à nouveau.

L'évolution ultérieure n'a pas tardé à confirmer ces conclusions de la première heure ; après une amélioration passagère survenue le lendemain de son entrée, le malade était pris d'agitation, de délire, de carphologie ; on voyait survenir des épistaxis, de la diplopie pour la vue à distance, de la paresse des pupilles, des douleurs au niveau de la nuque ; le pouls s'accélérait peu à peu, en même temps que la température se maintenait à un niveau assez élevé ; la respiration revêtait le type bulbaire ; enfin la mort se produisait, vers le quinzième jour de la maladie, dans la cyanose et le coma. L'autopsie venait enfin confirmer en tous points le diagnostic.

Cette observation démontre que :

1° La grippe est susceptible de produire, non seulement par l'infection directe des méninges, mais aussi par l'intermédiaire d'une localisation auriculaire, une méningite aiguë.

2° Il faut souvent, dans un cas donné, une analyse minutieuse et approfondie des divers symptômes pour distinguer l'une de l'autre deux maladies bien différentes dans leur nature, mais rapprochées par leurs apparences symptomatiques, et pour poser un diagnostic correct d'où dépendent entièrement le pronostic à porter et la thérapeutique rationnelle à mettre en usage.

S'il est quelquefois difficile de faire le diagnostic de l'oto-méningite aiguë généralisée, à plus forte raison sera-t-il ardu de diagnostiquer une *otoméningite partielle*, c'est-à-dire l'inflam-mation aiguë et plastique des méninges avoisinant le rocher. Celle-ci survient rarement à titre de complication isolée et sert le plus souvent d'intermédiaire entre l'otite et diverses compli-cations, telles que les abcès du cerveau, la thrombose des sinus et l'infection purulente.

Voici une observation dans laquelle les symptômes d'un foyer de méningite localisée ont été dissimulés par le syndrome au-trement bruyant de manifestations pyohémiques.

OBSERVATION III.

Otite moyenne aiguë ; Méningite partielle ; Infection purulente avec déterminations articulaires multiples. — Mort. — Autopsie.

Fab..., 18 ans, soldat au 122ᵉ de ligne, entre, le 16 mars 1889, dans le service de M. le professeur Grasset, où il occupe le n° 29 de la salle Saint-Joseph.

On ne retrouve dans ses antécédents héréditaires ou person-nels aucune manifestation diathésique ; il n'a jamais été malade et se trouve au régiment depuis sept mois.

Il y a un mois, sans cause apparente, il a été atteint d'une otite suppurée du côté droit ; l'écoulement est actuellement en voie de disparition.

Depuis quinze jours (les notes ont été recueillies le jour de son entrée), sans traumatisme préalable, le malade éprouve de vives douleurs dans la hanche gauche ; ces douleurs ont présenté une progression toujours croissante et ont actuellement acquis une telle acuité que tout mouvement est devenu impossible. En même temps, la fièvre est vive, il existe de l'agitation.

Les températures recueillies avant l'entrée du malade sont les suivantes :

10. T. du soir 41°,3.

11. T. du matin 38°.

T. du soir 40°.

12. T. du matin 39°.

T. du soir 39°.

13. T. du matin 38°,7.

T. du soir 40°,4.

14. T. du matin 39°,4.

T. du soir 39°,5.

15. T. du matin 39°.

T. du soir 41°.

16. T. du matin 40°.

T. du soir 41° ; P. 96.

Dans la soirée, le malade est envoyé dans le service médical avec le diagnostic de fièvre continue avec douleurs rhumatoïdes.

17. (Lendemain de son entrée), T. 40°,9 ; P. 100. L'état général du malade est assez bon ; il se plaint seulement de violentes douleurs au niveau de la hanche gauche et dans le genou du même côté. Un examen attentif révèle l'existence d'une *arthrite de la hanche :* la région de l'articulation coxofémorale est un peu tuméfiée et fortement empâtée, sans rougeur superficielle ; la pression du trochanter détermine de la douleur dans l'articulation ; un choc de bas en haut est péniblement ressenti ; la palpation de l'aine, en dehors de l'artère fémorale, est douloureuse ; enfin, les mouvements d'adduction et d'abduction de la cuisse, ainsi que les mouvements de rotation en dehors ou en dedans, provoquent de vives souffrances.

La langue est rouge, l'abdomen modérément ballonné, la

fosse iliaque n'est pas douloureuse ; il n'existe point de taches rosées lenticulaires.

Au cœur, on perçoit un souffle rude au premier temps et à la pointe.

Le foie et la rate sont normaux. — Pas de blennorrhagie.

Le malade n'attire pas, ce jour-là, l'attention du côté de l'oreille.

Le diagnostic d'*arthrite infectieuse* est porté ; on réserve encore la question de nature, tout en inclinant à penser qu'il s'agit de phénomènes articulaires ayant pour point de départ une endocardite ulcéreuse de la mitrale. — Localement, les applications d'onguent napolitain sont prescrites.

Soir. T. 40°,1.

18. T. 40°,1,; P. 124. L'état s'est notablement aggravé ; le malade est agité, en proie à un tremblement inconscient qui ne s'accompagne pas d'une sensation de froid ; soubresauts de tendons. Langue rouge, tendant à la sécheresse ; pas de taches rosées ni de diarrhée. Épistaxis répétées. Même état de la hanche. — Sulfate de quinine 1 gram., avec résine de quinquina 2 gram. ; potion au rhum. — Continuer les applications d'onguent napolitain.

Soir. T. 40°,8.

19. T. 40° ; P. 100, plein et bondissant. Le malade a l'aspect bouffi ; le tremblement persiste, il est en outre survenu de la diarrhée. Une toux violente, sans point de côté, l'a agité toute la nuit ; à l'auscultation, on ne perçoit que des signes de bronchite.

Soir. T. 41° ; P. 108.

20. T. 41°,2 ; P. 108. Le malade se trouve, au moment de la visite, dans le décubitus latéral droit ; il est fort abattu et très sourd. La langue est rouge et sèche, le ventre considérablement ballonné. Diarrhée, pas de taches rosées. L'articulation coxo-fémorale est toujours très douloureuse ; la jambe gauche est

légèrement œdématiée, la région de la hanche est toujours
très empâtée; pas de cordon phlébitique; engorgement des gan-

Mars 1889

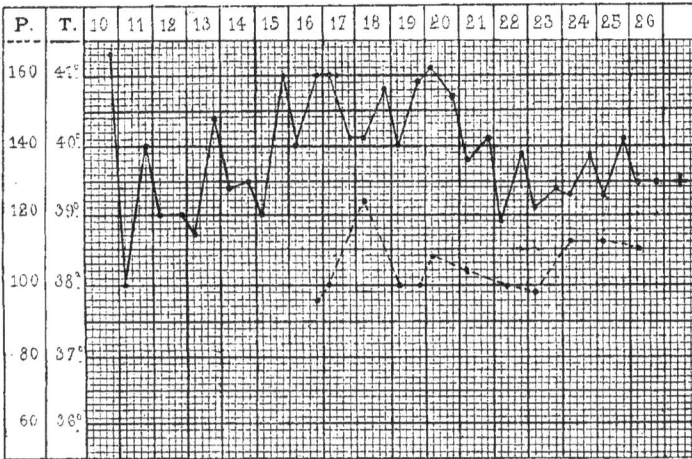

Courbe de l'Obs. III

glions de l'aine. Le coude droit est également, depuis la veille,
le siège d'une vive douleur.

M. le professeur agrégé Forgue, chargé en ce moment du service de la Clinique chirurgicale, est convié par M. Grasset à
examiner le malade et confirme le diagnostic d'arthrite infectieuse.

Le souffle cardiaque ne se perçoit plus en raison de l'énergie
des bruits respiratoires. Les urines renferment des traces d'albumine non rétractile.

La toux est moins intense ; on a trouvé dans les crachats de
nombreux pneumocoques et constaté l'absence de bacilles tuber-

culeux. — La quinine est supprimée et remplacée par 4 gram. d'extrait de quinquina ; 1 gram. de naphtol en cachets.

Soir. T. 40°,7.

21. T. 39°,7 ; P. 104 ; 40 resp. Depuis hier, les douleurs articulaires se sont atténuées ; le malade est constamment somnolent et présente une respiration stertoreuse. On réussit toutefois assez facilement à attirer son attention ; il déclare qu'il se sent beaucoup mieux. De fait, les chocs portant sur le membre inférieur gauche, dirigés de bas en haut, et la percussion du grand trochanter, ne sont plus douloureux ; seule, la pression au dehors de l'artère fémorale provoque quelque réaction. Par contre, la hanche droite paraît envahie.

Diarrhée ; le ventre est considérablement ballonné ; le souffle cardiaque continue à être perçu. — Salicylate de soude, 1 gram.

Soir. T. 40°,1.

22. T. 38°,9 ; P. 100 ; 48 resp. Euphorie persistante. A la pression, la hanche gauche est encore douloureuse, la hanche droite l'est également, mais à un moindre degré. La toux est fréquente, non quinteuse ; les crachats sont rouillés et adhérents. Urines bilieuses. Ventre très ballonné et diarrhée.

A l'auscultation, matité aux deux bases, avec de l'obscurité et des râles sous-crépitants, sans souffle. Il s'agit sans doute d'une broncho-pneumonie double.

Soir. T. 39°,9.

23. T. 39° ; P. 98. La bouffissure du visage persiste, on retrouve encore dans les urines de l'albumine non rétractile. Crachats sanguinolents. Langue sale, un peu sèche ; lèvres fuligineuses. Une phlyctène remplie de sérosité sanguinolente sur la face cutanée de la mâchoire inférieure du côté droit. Le ballonnement du ventre a encore augmenté ; pas de taches. Les bruits du cœur sont mal frappés et affaiblis. — Potion avec 1 gram. de caféine et 30 gram. de rhum.

Soir. T 39°,4.

24. T. 39°,3. Diarrhée abondante et fétide, énorme ballonnement de l'abdomen. Agitation, pas de troubles cérébraux. —
Potion avec 4 gram. de naphtaline et VI gouttes de teinture de
noix vomique ; continuer la caféine.

Soir. T. 39°,9.

25. T. 39°,3 ; P. 112 ; 44 resp. Selles très abondantes ; incontinence d'urine et des matières fécales. Pas de douleur.
Ventre très ballonné ; face bouffie. Toux moindre.

Soir. T. 40°,1.

26. T. 39°,5 ; P. 108. Subdélire. Selles abondantes, involon-
taires et noirâtres ; urines noirâtres. Ballonnement colossal de
l'abdomen, dont le contenu refoule les côtes et le sternum. La
langue est sèche, rôtie et noirâtre. La respiration est fréquente,
bruyante et empêche d'entendre les bruits du cœur. — Injec-
tion de 1 gram. d'ergotine.

Le malade meurt, le même soir, dans le délire et l'agitation.

AUTOPSIE (pratiquée par M. le professeur Kiener).

Œdème des membres inférieurs et bouffissure de la face. Suf-
fusions sanguines cadavériques dans les parties déclives.

Articulation coxo-fémorale gauche. — En incisant les tissus
au voisinage de l'article, on trouve des abcès intra et inter-mus-
culaires, assez nombreux et communiquant avec l'articulation.
A l'incision de la capsule, il s'écoule une grande quantité de
pus crémeux et épais. Le cartilage de la tête fémorale et de la
cavité rotyloïde a presque entièrement disparu, les os sonnent la
nécrose ; le cartilage ne persiste qu'aux abords de l'insertion
des ligaments ronds. Les fusées purulentes intermusculaires paraissent avoir pour origine la cavité articulaire. La moelle
osseuse est très rouge.

Dans l'*articulation coxo-fémorale droite*, il n'existe pas de pus,
mais une quantité exagérée de synovie.

L'*articulation du coude*, à droite, renferme une assez grande
quantité de pus crémeux ; les surfaces articulaires ne sont en

aucun point dépourvues de cartilage; le cartilage d'encroûtement est blanchâtre, épaissi et opaque; la moelle osseuse est peu colorée. En somme, il existe là des lésions moins avancées que dans la hanche gauche.

ABDOMEN. — Un peu de sérosité jaunâtre et albumineuse dans le péritoine. Les parois de l'intestin sont infiltrées en divers points de matière bilieuse; les plaques de Peyer sont intactes.

L'*urine* retirée de la vessie est franchement albumineuse.

Les *reins* sont volumineux; le rein droit pèse 255 gram.; le gauche 265 gram. La coupe en est normale et simplement hyper-émiée.

La *rate* pèse 560 gram.; elle est volumineuse, ramollie, mais ne présente pas d'infarctus.

Le *foie* est volumineux et pèse 2,035 gram.; il est hyper-émié, mais n'offre pas d'autre altération. La vésicule biliaire est vide et aplatie.

THORAX. — Le *péricarde* contient une certaine quantité de sé-rosité limpide et citrine.

Le *cœur* est volumineux et dilaté; il pèse 275 gram., après évacuation des caillots qui le remplissent. La dilatation porte principalement sur les cavités droites. Les valvules sont nor-males.

Les *plèvres* renferment une sérosité peu abondante.

Il existe, dans les parties déclives des deux *poumons*, des foyers d'atélectasie et de splénisation qui semblent se rapporter à des phénomènes d'hypostase; pas d'hépatisation. Pas trace de tubercules.

Cavité crânienne. A l'ouverture du crâne, on constate l'inté-grité parfaite du plancher crânien. La dure-mère est normale d'épaisseur et d'aspect; lorsqu'on l'incise, on voit sortir de la cavité de l'arachnoïde une sérosité louche et peu abondante. La pie-mère est très congestionnée et infiltrée de sérosité gélatiniforme. A la partie moyenne de la convexité du lobe droit, depuis les circonvolutions temporales jusqu'à la scissure interhémisphérique, on observe un vaste placard de couleur blanc jaunâtre, possédant une épaisseur de quelques millimètres. Ce placard, disposé en arrière de la pariétale ascendante et étendu sur une largeur de deux ou trois travers de doigt dans le sens antéro-postérieur, est formé de fibrine dans les mailles de laquelle on trouve de nombreux globules blancs.

Une fois le cerveau enlevé, on voit s'écouler du trou occipital, au niveau du point où le bulbe a été sectionné, une assez grande quantité de sang noir très fluide.

Le *cerveau* ne présente aucune altération.

EXAMEN DES ORGANES DE L'OUÏE (*Note de M. le professeur Kiener*).

Oreille externe. Pas de lésion du pavillon. Le conduit auditif externe est tapissé d'une mince couche de pus.

Membrane du tympan. Il existe une perforation arrondie, comme à l'emporte-pièce, de 2 millim. de diamètre, occupant la partie supérieure de la membrane. Celle-ci est épaissie et friable.

Caisse du tympan. Les trois osselets sont en place et accolés à la face postérieure de la membrane ; ils sont recouverts, ainsi que toute la paroi de la caisse, d'une couche de pus.

Cellules mastoïdiennes. Il existe aussi une couche de pus à la surface des cellules mastoïdiennes les plus voisines de la caisse. Le périoste de l'apophyse mastoïde est normal.

Trompe de Fallope ; n'a pas été examinée.

Oreille interne. Pas de lésion appréciable du vestibule, du limaçon ni du labyrinthe.

Le *rocher* ne présente pas de lésion profonde ; on remarque seulement que les gaînes des vaisseaux et des nerfs qui le traversent sont hyperémiées.

La dure-mère, qui recouvre la surface intra-crânienne du rocher, est normale; pas d'épaississement, pas d'infiltration purulente.

Les sinus intra-crâniens (sinus pétreux superficiel, sinus latéraux, etc.), ne présentent pas de thrombose ni de phlébite.

M. le professeur Kiener conclut que la propagation aux méninges s'est faite le long des gaînes adventices des vaisseaux et nerfs en contact avec les parois de l'oreille moyenne.

En somme, voilà un cas dans lequel, à la suite d'une otite moyenne, se sont développées à la fois une méningite partielle de la convexité et une pyohémie à marche suraiguë. Cette dernière a absorbé toute la symptomatologie, dans laquelle ont dominé l'élévation thermique et les phénomènes articulaires; elle a dominé la scène morbide au point de rendre impossible le diagnostic de la méningite concomitante.

CHAPITRE II.

Pathogénie.

L'otoméningite, avons-nous dit, ne constitue pas une entité morbide ; ce n'est qu'un processus pathogénique, dont il s'agit maintenant d'établir les conditions et le mécanisme.

Toutes les causes susceptibles d'engendrer une otite peuvent lui donner naissance. Parmi ces causes, la plus fréquente est évidemment, si l'on s'en rapporte aux recueils de faits et statistiques, la diathèse tuberculeuse qui, dans le jeune âge, affecte une prédilection toute spéciale pour la région auriculaire. La plupart des observations relatées par Guerder, dans son important travail, ont trait à des caries du rocher, compliquées de mé-ningite ou autres lésions intracérébrales. Cette donnée est en opposition avec l'opinion de Brouardel, qui conclut à la rareté de la méningite dans l'ostéite spécifique du rocher.

Le traumatisme, les corps étrangers [1] et tumeurs [2] du conduit auditif, les maladies générales (rougeole, fièvre typhoïde, grippe) peuvent aussi retentir secondairement sur les méninges par l'intermédiaire d'une otite.

[1] Fleury ; Méningite léthale par suite d'une aiguille ayant pénétré dans l'oreille (Gaz. des Hôp., 1870). — Grüber ; De l'extraction des corps étrangers du conduit auditif externe (Allg. Wien. mediz. Zeit,, 1872). — Field ; Méningite suppurée consécutive à la présence dans l'oreille d'un corps étranger (British med. Journ., pag. 1220, juin 1888). — Bryant ; Corps étranger de l'oreille, otite moyenne suppurée, méningite suppurée, mort (Lancet, 10 novembre 1888).

[2] Voltolini ; Otite moyenne, polypes de l'oreille moyenne, méningite, abcès ancien du cerveau, masses cholestéateuses de l'antre mastoïdien, mort, autopsie (Monats. f. Ohrenheilk, 1887, pag. 25).

Nous n'insisterons pas sur l'énumération de ces causes, qui ne serait qu'un résumé banal de l'étiologie de l'otite.

Nous préférons rechercher avec quelque soin le processus par lequel l'inflammation du conduit auditif se propage aux membranes endocrâniennes.

Ce processus est loin d'être unique ; il est, au contraire, éminemment variable.

Faisons justice tout d'abord d'une idée ancienne, admise autrefois par des hommes tels que Morgagni et Itard et révivifiée il y a quelques années par Bertin [1]. Ces auteurs ont prétendu que certains écoulements purulents du conduit auditif résultaient de l'ouverture dans l'oreille d'un abcès primitivement développé dans le cerveau. Lallemand, dans sa quatrième lettre, a discuté et victorieusement combattu cette théorie de l'*otorrhée cérébrale consécutive*.

Ceci posé, recherchons tout d'abord le mécanisme de la propagation de l'*otite moyenne*, la plus fréquemment compliquée, aux méninges.

Pour cela, il est indispensable de rappeler brièvement les principales dispositions anatomiques de la caisse du tympan. En voici une description résumée, empruntée au travail de Guerder.

La caisse du tympan comprend six parois :

1° La paroi inférieure est en rapport avec le golfe de la veine jugulaire. Cette paroi, disposée en gouttière, située à un niveau inférieur au bord du tympan, est souvent très mince, perforée de trous vasculaires dont les principaux sont ceux qui donnent passage au rameau de Jacobson et à l'artère tympanique. Elle se trouve donc en communication directe avec la veine jugulaire, avec les nerfs glosso-pharyngien et pneumogastrique qui l'ac-

---

[1] Bertin ; Des rapports qui existent entre certaines affections cérébrales et les écoulements purulents de l'oreille (Journal de Médecine de l'Ouest, 1871).

compagnent. Sa déclivité y facilite le séjour du pus, condition
des plus favorables à l'ulcération de la muqueuse et à la carie
de l'os ;

2° La paroi supérieure ou crânienne forme la voûte de la
caisse et correspond à l'union de sa portion écailleuse avec la
portion pierreuse du temporal. C'est par cette voûte que l'os se
carie le plus souvent, d'après les observations connues jusqu'ici,
et que l'inflammation se propage aux méninges et au cerveau.
Cette paroi présente donc un grand intérêt. Elle est très mince
et n'a souvent qu'un millimètre d'épaisseur. Chez l'enfant, il y
existe même une fissure à travers laquelle passent la dure-
mère et quelques artérioles. Cette fissure disparaît généralement,
mais les communications vasculaires persistent. Cette paroi dé-
passe en dehors la limite du tympan, s'étend au-dessus du conduit auditif externe, ce qui établit un rapport presque direct avec
ce dernier et la caisse, et par là avec la cavité crânienne, ex-
pliquant ainsi comment les inflammations du conduit externe se
propagent si facilement à la caisse, et réciproquement. La texture
de cette paroi est plutôt celluleuse que compacte ; quelquefois
elle est amincie au point d'être transparente. Elle est le siège
de la gouttière dans laquelle passe le sinus pétreux supérieur,
sillon percé de nombreux trous vasculaires par lesquels passent
des rameaux de l'artère méningée moyenne ;

3° La paroi interne de la caisse, qui correspond à l'oreille interne, présente l'aqueduc de Fallope, dans lequel passe le nerf
facial protégé par une lamelle osseuse extrêmement mince ; le
vestibule et le limaçon ne sont séparés de la caisse que par les
fenêtres ronde et ovale. La destruction de ces membranes livre
au pus une voie entièrement ouverte jusque dans l'intérieur du
crâne sans que la carie des os soit nécessaire ;

4° La paroi externe, presque entièrement fermée par le tympan, présente moins d'intérêt pour le sujet que nous traitons;

5° La paroi antérieure est très étroite ; elle reçoit l'embouchure interne de la trompe d'Eustache et présente plus en dehors la fissure de Glaser, par laquelle, chez les enfants surtout, l'inflammation peut s'étendre facilement à l'articulation temporo-maxillaire et à la parotide ;

La paroi osseuse de la trompe forme en même temps la paroi du canal carotidien et n'est constituée que par une lamelle osseuse très mince et souvent même incomplète, traversée par les petits rameaux artériels que la carotide fournit à l'oreille moyenne ;

La carie envahit souvent cette région, et des ulcérations de la carotide peuvent en être la conséquence ;

6° La paroi postérieure de la caisse présente l'ouverture des cellules mastoïdiennes, lesquelles prennent part aux inflammations de la caisse et dont les rapports avec la cavité crânienne sont très importants. Elles correspondent, en effet, par leur paroi interne, à la fosse cérébelleuse, renfermant dans cette paroi le sillon qui loge le sinus latéral, paroi presque entièrement formée de diploé et percée de nombreux petits trous vasculaires.

Guerder base sur cet exposé anatomique une classification un peu compliquée des divers mécanismes par lesquels une inflammation de l'oreille moyenne peut se transmettre aux méninges. Voici cette classification qui a été reproduite par M. Ladreit de Lacharrière dans un article du *Dictionnaire encyclopédique*[1]. D'après lui, la transmission peut avoir lieu :

1° Par l'intensité de l'inflammation de l'oreille ;

2° Par propagation directe de l'inflammation chronique à tout le rocher ;

3° Par propagation du pus à travers le conduit auditif interne, sans qu'il y ait de carie, sans même que le tympan soit perforé ;

---

[1] Ladreit de Lacharrière ; art. Oreille du Dict. encycl., 1882.

4° Par propagation du pus à travers la fissure où s'insère le muscle interne du marteau ; .

5° Par phlébite ;

6° Par carie et perforation du plafond de la caisse tympanique ;

7° Par carie de la paroi postérieure de la caisse ;

8° Par carie de la paroi antérieure ;

9° Par carie de la paroi inférieure ;

10° Par atrophie osseuse ;

Duplay[1] résume de la façon suivante le mécanisme de la transmission phlegmasique :

«La transmission de l'inflammation de l'oreille aux méninges et au cerveau peut se faire par diverses voies. Le plus ordinairement, c'est par la paroi supérieure du conduit auditif osseux ou par la voûte du tympan, qui correspondent, comme on le sait, au lobe moyen du cerveau. Les communications vasculaires sont à ce niveau très intimes entre les méninges et l'oreille ; de plus, la paroi osseuse est très mince, souvent parsemée de trous au niveau desquels la dure-mère est en contact immédiat avec la muqueuse de la caisse. L'inflammation peut donc se propager très facilement, sans que la paroi osseuse soit frappée d'ostéite, de carie ou de nécrose, et il existe dans les auteurs un assez grand nombre de faits dans lesquels la phlegmasie de l'oreille a envahi les méninges en suivant cette voie.

»De même, dans la suppuration des cellules mastoïdiennes avec ostéite, carie ou nécrose de la paroi interne de l'apophyse mastoïde, l'inflammation peut se propager aux méninges et à l'encéphale, et, comme chez l'adulte la paroi interne de l'apophyse mastoïde répond au cervelet, les lésions seront surtout marquées du côté de cet organe.

»D'autres voies de transmission sont encore ouvertes à l'in-

[1] Follin et Duplay ; Pathologie externe, 1878, tom. IV, pag. 184.

flammation des méninges par l'intermédiaire du conduit auditif interne. Dans la plupart des cas, la phlegmasie, née primitivement dans la caisse, gagne le labyrinthe, soit par suite de l'ulcération des membranes des fenêtres ovale ou ronde, soit par suite de la carie, de la nécrose d'une portion de la paroi labyrinthique de la caisse ; dans ces conditions, une fois que le labyrinthe est enflammé et le siège d'une suppuration, il n'existe plus entre le foyer inflammatoire et les méninges qu'une mince barrière, formée par la lame criblée qui forme le fond du conduit auditif interne et à travers laquelle se tamisent les filets du nerf acoustique. Si l'on songe que l'arachnoïde envoie à ce niveau un prolongement qui accompagne le nerf auditif, on conçoit avec quelle facilité cette membrane doit ressentir l'influence d'un foyer inflammatoire aussi voisin.

» Enfin, la phlegmasie de la caisse peut encore parvenir au trou auditif interne et de là aux méninges par le canal de Fallope. Celui-ci, comme on le sait, dans le point où il est en rapport direct avec la caisse, présente une paroi extrêmement mince, souvent parsemée de petits trous au niveau desquels la muqueuse tympanique est en contact immédiat avec le névrilème du facial; la destruction de cette mince paroi par la carie, la nécrose, l'ulcération de la muqueuse, permet à la phlegmasie de la caisse de se transmettre sous forme de périnévrite, de gagner ainsi le trou auditif interne, et de se communiquer comme précédemment au prolongement des méninges qui accompagne à ce niveau les nerfs facial et auditif. »

En somme, il résulte des descriptions de Guerder et de Duplay, l'une un peu trop riche en subdivisions, l'autre dépourvue de classification, mais toutes deux identiques dans le détail, que l'inflammation du conduit auditif peut se transmettre aux méninges par un double processus :

1° *Par destruction osseuse progressive et propagation directe de la phlegmasie auriculaire aux membranes qui entourent le cerveau.* C'est ce qui arrive dans les cas d'otite chronique compliquée de carie du rocher, surtout quand l'ostéo-périostite spécifique porte sur la paroi supérieure de la caisse.

On trouve dans la Thèse de Beugnon [1] un exemple typique de ce processus pathogénique : dans le cas dont il s'agit, on voit un catarrhe purulent chronique de la caisse, compliqué de carie de la paroi supérieure, déterminer lentement et par contact direct la pachyméningite chronique et le ramollissement cérébral ; enfin, une complication aiguë, la méningite, entraîne rapidement la mort.

2° *Par transmission médiate ou à distance, sans altération du tissu osseux intermédiaire, et grâce à la présence de conduits et d'orifices par lesquels l'inflammation ou ses produits parviennent à se propager.*

La voie la plus fréquente sera l'oreille interne et le conduit auditif dans lequel chemine le nerf acoustique entouré d'un prolongement arachnoïdien ; d'autres fois, ce sera l'aqueduc de Fallope enserrant le facial ; parfois on verra la propagation se faire par la fissure où s'insère le muscle interne du marteau ; ou bien encore par cette *fissure pétro-squameuse,* située à la partie supérieure de la caisse et à travers laquelle la dure-mère envoie à l'oreille moyenne des vaisseaux et les prolongements celluleux; enfin par l'envahissement secondaire des cavités mastoïdiennes. Quelquefois, la phlébite des sinus servira d'intermédiaire. Dans certains cas, il sera impossible de suivre la marche de l'inflammation, et c'est alors qu'on en sera réduit à invoquer, avec Guerder, l'intensité de la phlogose. En effet, pareils modes de transmission par contiguïté seront, par opposition à la propagation directe, surtout fréquents dans les phlegmasies aiguës ou suraiguës du conduit auditif.

[1] Beugnon ; Étude sur l'otorrhée et ses complications. Thèse de Paris, 1877, n° 37 (Obs. x, pag. 67).

Quand c'est le pus qui fuse par l'une des voies indiquées, on peut habituellement invoquer, à l'origine des accidents, des phénomènes de rétention ; le pus ne se dirige vers la cavité crânienne par l'un des étroits conduits dont il a été question que lorsqu'il est accumulé sous pression dans la caisse du tympan. Cette rétention est favorisée par l'imperforation du tympan dans l'otite moyenne primitive, ou encore par l'oblitération totale ou partielle des conduits ostéo-membraneux qui font communiquer la caisse avec l'extérieur ; une telle oblitération est généralement due au boursouflement inflammatoire du conduit auditif externe et de la trompe d'Eustache, à la présence de polypes à l'intérieur de ces canaux, dans quelques cas enfin à la cicatrisation de la membrane du tympan, spontanément ou artificiellement perforée, avec ou sans adhérence au prémontoire.

La connaissance de ces divers modes de propagation médiate est loin de constituer une nouveauté pathologique. Déjà en 1839 Zandyk[1] avait établi que la lésion du cerveau et des méninges, au cours de l'otite, peut ne point être sous la dépendance de l'altération du rocher ou des cellules mastoïdiennes, qui ne montreraient, dans bien des cas, aucune trace de carie.

Voici quelques exemples, empruntés aux auteurs et destinés à donner une idée de la variété des mécanismes pathogéniques de l'otoméningite sans propagation directe aux méninges par continuité de tissu et développée indépendamment de toute altération de la surface interne du rocher.

Prompt[2] rapporte le fait suivant, tiré de Pagenstecher[3] : « Carie ancienne de la paroi supérieure du conduit auditif externe ; propagation du mal à la substance spongieuse de la pyramide ; perforation de la membrane du tympan, adhérence

---

[1] Zandyk ; Annales médicales de la Flandre occidentale et Gazette médicale de Paris, 1859, n° 37, pag. 379.

[2] Prompt ; *loc. cit.* (Obs. v).

[3] Pagenstecher ; Langenbecks Archiv., Bd 4.

de cette membrane à la paroi de la caisse et diminution progressive de l'étendue de la cavité de la caisse ; inflammation de la paroi interne du limaçon et du labyrinthe ; pachyméningite ancienne avec ostéite sclérosique et méningite purulente récente ayant son point de départ dans la fosse sphénoïdale droite ».

Trœltsch[1] signale des faits de propagation inflammatoire par l'oreille interne : « Il existe, dit-il, un certain nombre de bonnes observations nécroscopiques, principalement de Toynbee, dans lesquelles la carie du canal semi-circulaire horizontal, qui proémine légèrement dans la caisse, avait établi une communication entre cette cavité et le labyrinthe. Une fois que le vestibule prend part d'une façon ou de l'autre à l'inflammation et à la suppuration, il n'existe plus, entre le foyer inflammatoire et les méninges, que les petites lamelles osseuses criblées, à travers lesquelles le nerf acoustique envoie ses filets périphériques dans le labyrinthe, d'où presque toujours le processus morbide ira se propager aux méninges. »

Beugnon[2] relate dans sa Thèse le fait suivant emprunté à Kramer (*Traité des Mal. de l'oreille*, 1848) : « *Inflammation aiguë du facial dans l'aqueduc de Fallope, méningite, mort.* Il s'agit d'un homme de 70 ans qui éprouva, à la suite d'un refroidissement, de violentes douleurs dans la région mastoïdienne droite et le cou. Quelques jours après, il se forma dans cette région une tumeur qui s'ouvrit spontanément, suppura et se cicatrisa rapidement. Un mois après, recrudescence des douleurs dans l'oreille, suivie du développement d'une paralysie faciale du côté droit avec stupeur, ralentissement du pouls et constipation. En même temps, les douleurs de tête augmentèrent, et on vit apparaître des accès fugitifs de chaleur interrompus par des frissons. Le malade mourut au bout d'une quinzaine de jours.— A

---

[1] Trœltsch ; *loc. cit.*, pag. 429.

[2] Beugnon ; *loc. cit.* (Obs. xi), pag. 70

l'autopsie, épanchement séreux abondant entre les méninges et les circonvolutions ; œdème cérébral. Derrière la protubérance annulaire, à droite, en soulevant l'hémisphère, on trouve deux drachmes (4 gram. environ) de pus qui, suivant le trajet des septième et huitième parois depuis leur origine, s'étendent jusque dans le sinus pétreux. Quelques gouttes de pus ont même pénétré dans le vestibule et dans le labyrinthe. Le nerf facial est ramolli dans l'aqueduc de Fallope, très épaissi à sa sortie du trou stylo-mastoïdien ; cellules mastoïdiennes saines ; le reste de l'organe auditif normal. »

Dans notre Obs. II, on constate une méningite généralisée consécutive à une otite suppurée compliquée de suppuration mastoïdienne, alors que toute la surface interne du rocher se trouve dans un état de parfaite intégrité.

La surface du rocher est également indemne de toute altération dans notre Obs. III.

Abbe [1] a présenté à la *New-York medical and surgical Society* une portion de temporal ayant appartenu à un malade âgé de 7 ans ; ce malade présentait de l'œdème au-dessous de l'apophyse mastoïde avec une otite moyenne suppurée et fut pris subitement d'accidents méningés avec ptosis et hyperesthésie des membres du côté de l'oreille malade ; trépanation ; mort.

A l'autopsie, méningite purulente de la base du cerveau et du cervelet; pas de *communication* du pus du cerveau avec celui de l'os; le conduit auditif interne montre des lignes du pus le long de la gaîne du nerf auditif.

Comme on le voit, les altérations de l'oreille moyenne peuvent se transmettre aux méninges aussi bien par contiguïté que par continuité d'inflammation.

Pareille constatation a également été faite pour les abcès du cerveau ; Michaël [2], en 1881, a publié une observation dans

---

[1] Abbe; Glasgow med. J., av. 1888 (Ann. des mal. de l'oreille, 1889, pag. 28).

[2] Michaël; Zeits. f. Ohrenheilk, 1881 (Ann. des mal. de l'oreille, 1881, pag. 53).

laquelle une otite purulente chronique et un abcès du cerveau coexistaient «indépendamment l'un de l'autre».

Pour expliquer la transmission, on peut invoquer, tantôt des fusées inflammatoires ou purulentes à travers les conduits naturels du rocher, tantôt une propagation par les voies vasculaires ou lymphatiques.

Ce dernier mode de propagation, applicable aux cas dans lesquels on ne peut parvenir à retrouver la voie anatomique suivie par l'inflammation, n'offre rien que de très rationnel. C'est là un processus dont on retrouve, dans la pathologie des méninges, de nombreux analogues. On sait en effet que plusieurs affections bactériennes, l'érysipèle, la pneumonie, peuvent se compliquer de méningite [1], dans les produits de laquelle on retrouve les mêmes germes que ceux de la maladie principale. Netter a démontré que, pour produire la méningite à pneumocoques, l'agent figuré de la pneumonie pénètre dans le crâne de deux façons : tantôt il est apporté par le torrent circulatoire (c'est ce qui arrive dans la pneumonie infectante de G. Sée) ; tantôt il envahit les méninges par effraction de voisinage. Dans ce dernier cas, les pneumocoques normalement logés dans l'arrière-gorge, les amygdales, les fosses nasales, l'oreille, les sinus de la face, gagnent la base du crâne et vont déterminer l'infection pneumococcique des méninges. Dans certains cas et grâce au deuxième mécanisme, on peut s'expliquer la production de méningites à pneumocoques sans pneumonie initiale.

Comme la pneumonie, l'otite a toujours une origine parasitaire ; plus que la pneumonie, en raison de ses relations de voisinage, elle aura de la tendance à se propager aux méninges.

Netter [2], qui a soigneusement recherché la nature des germes

[1] V. sur la méningite à pneumocoques : Netter (Arch. gén. de méd., 1887 ; France médicale, 1er juin 1887). — Zaufal (Prag. med. Woch., 1889, nos 6, 12 et 15) ; — Gradenigo (Ann. des mal. de l'oreille, septembre 1889).

[2] Netter ; Ann. des mal. de l'oreille, octobre 1888.

contenus dans le pus des otites, en distingue quatre espèces :

1° Le streptococcus pyogenes ;

2° Le pneumocoque ;

3° Le microbe de Friedländer ;

4° Le staphylocoque.

Les deux premières variétés auraient plus de tendance que les autres à se propager aux méninges.

Cette étude approfondie du mécanisme pathogénique de la méningite consécutive à l'otite moyenne nous dispensera d'insister sur les diverses voies de transmission inflammatoire dans les cas d'otite interne ou externe.

Dans l'*otite interne primitive*, fort rare d'ailleurs, les altérations pourront se propager aux enveloppes cérébrales grâce à la destruction progressive de la substance osseuse jusqu'à la surface du rocher, ou par l'intermédiaire du conduit auditif, ou encore par voie vasculaire ou lymphatique.

L'*otite externe* se compliquera surtout de méningite dans les cas où la caisse du tympan aura été secondairement envahie. La complication sera plus fréquente chez l'enfant ; dans le jeune âge, en effet, la paroi supérieure du conduit auditif est fort mince, et, de plus, cette paroi supérieure du conduit auditif osseux se trouve en rapport de continuité avec la cavité de la caisse qui la déborde en avant et en dehors, d'où propagation facile des inflammations du conduit externe à l'oreille moyenne. Chez l'adulte, l'otite purement externe se complique fort rarement de méningite, et seulement par l'intermédiaire d'une inflammation concomitante de l'apophyse mastoïde.

Une fois l'infection méningée produite, un double processus peut intervenir ; ou bien l'inflammation, habituellement très aiguë, envahit en totalité la cavité de l'arachnoïde, donnant lieu de la sorte à une méningite aiguë diffuse et généralisée, pouvant même se propager au canal médullaire (Obs. ii); — ou bien des adhérences s'établissent au niveau de la portion primitivement atteinte; une méningite partielle, habituellement plastique, se produit, et, s'il existe à ce moment un obstacle à l'écoulement extérieur des produits de la suppuration auriculaire, les germes infectieux, retenus eux aussi entre deux barrières opposées à leur élimination, gagnent les voies vasculaires, pénètrent dans la grande circulation et donnent naissance à une intoxication aiguë et générale qui se traduit par le syndrome classique de l'infection purulente (Obs. iii).

CHAPITRE III.

Traitement.

L'otoméningite étant une complication de l'otite, il est évident que la première indication (malheureusement la seule efficace) consiste à prévenir son développement. Une fois installée, la méningite laisse peu de prise à la thérapeutique et annihile, en raison de l'intensité des désordres et de l'importance de l'organe atteint, l'action des moyens destinés à combattre l'inflammation.

Le traitement de l'otoméningite se réduit presque, en dernière analyse, à un chapitre de prophylaxie ; la médication préventive a seule, en cette matière, une réelle efficacité. En présence d'une otorrhée, le praticien doit user de tous les moyens dont il dispose pour combattre l'écoulement, afin d'éviter une infection plus profonde et plus grave.

Ici se pose une question préjudicielle répondant à un préjugé fortement enraciné dans l'esprit du public et de quelques médecins arriérés : Est-il légitime de combattre une otorrhée ancienne, est-il prudent de fermer un émonctoire auquel l'organisme s'est habitué, et n'a-t-on pas à redouter, en le faisant, les plus terribles métastases ?

Telle était l'opinion des cliniciens de l'ancien temps ; ainsi parlaient encore Itard et du Verney. C'est à Toynbee, Bonnefont, Triquet, Trœltsch, Ladreit de Lacharrière, que revient l'immense mérite d'avoir fait justice de ces idées surannées et d'avoir, les premiers, préconisé sans restriction la cure des otorrhées rebelles.

Une vieille otite, comme un vieux cautère, sont matière à complications, et voilà tout !

Non seulement un praticien peut rationnellement en tenter la cure ; il doit encore y apporter tous ses soins et ne point se laisser rebuter par les difficultés d'un traitement opposé à une affection des plus bénignes en apparence.

« Il n'y a pas, déclare Trœltsch, un médecin ni un chirurgien consciencieux qui ne considère comme digne de toute son attention une plaie suppurante de la surface externe du crâne, et presque tous négligent d'une façon déplorable une lésion analogue, siégeant dans l'épaisseur de la tête, dans un espace étroit et irrégulier, où le pus peut facilement se décomposer, et qui est entouré de tous côtés d'organes importants qui le touchent immédiatement ! »

Le traitement de l'otite, sur lequel nous ne saurions insister, doit s'inspirer des idées modernes sur la nature des maladies ; les malades ne s'en plaindront pas, et la thérapeutique ne pourra qu'y gagner.—C'est ainsi que l'on n'accordera plus qu'un intérêt historique à certains procédés barbares, classiques il y a quelques années à peine. Les vésicatoires répétés, les cautères, sétons et moxas, tous ces moyens de torture qui faisaient naguère de leurs porteurs de véritables martyrs, doivent être entièrement bannis de la thérapeutique actuelle. « J'ai vu autrefois, dit Gidon [1] dans son excellente Thèse, j'ai vu dans les montagnes de l'Auvergne, mon pays, les enfants défigurés par ces traitements, et mon esprit frappé en conserve encore aujourd'hui l'horrible souvenir ».

Le chirurgien traitera avec une égale sollicitude l'inflammation de l'oreille et la cause, générale ou locale, qui la tient sous

[1] Gidon ; Des complications des otites suppurées. Th. de Paris, 1877, n° 191.

sa dépendance ; il combattra avec le même soin l'infection localisée et l'état général défectueux dont elle est presque toujours
la traduction. Les toniques, le fer, le quinquina, l'huile de foie
de morue, les bains de mer, les eaux sulfureuses iodurées (La
Bassère, Gazost), les eaux chlorurées sodiques (Salins, Balaruc),
feront les frais du traitement général. — Localement, on cher-
chera à assurer au pus une issue facile ; on combattra les phénomènes de rétention (paracentèse de la membrane du tympan dans
l'otite moyenne suppurée), on modifiera les parois du conduit
auditif par des substances astringentes (alun, tannin, sulfate de
cuivre ou de zinc, acétate de plomb), et surtout on appliquera
dans toute leur rigueur les principes de la méthode antiseptique.
Les injections, ou plutôt la balnéation du conduit auditif, pratiquée à plusieurs reprises dans le courant de la journée avec des
liquides chauds et doués de propriétés germicides (solutions
d'acide borique, huile légèrement phéniquée) parviendront le plus
souvent à enrayer la prolifération des germes et préviendront
de la sorte le développement des complications.

Lorsqu'on se trouve en présence d'une menace de méningite
ou d'une inflammation dûment affirmée des méninges, on mettra
en usage la thérapeutique rationnelle de cette affection, à savoir :
la révulsion sur les membres inférieurs, la révulsion intesti-
nale (calomel à doses fractionnées), les applications froides sur
la tête, le bonnet mercuriel ou iodoformé, etc.

Le traitement chirurgical, représenté par l'application du tré-
pan sur un point de la surface crânienne, n'est jamais indiqué
dans le cas de méningite aiguë généralisée, venant compliquer
l'otite. Ce traitement est plutôt applicable aux abcès du cerveau
dont il a, en maintes circonstances, déterminé la guérison. De
quelle utilité pourrait être, en effet, l'ouverture de la boîte crânienne, si ce n'est pour évacuer et modifier un foyer d'infection
bien localisé ?

La trépanation de l'apophyse mastoïde offre toutefois certai-

5

nes indications. Quand cette apophyse est infiltrée de pus, collecté sous pression dans ses aréoles, et agissant comme foyer permanent de production et d'émission de germes, il est indiqué de combattre, par la détersion de ce foyer initial, la dispersion de germes nouveaux dans les régicns avoisinantes. Dans cette circonstance seulement, lorsque le diagnostic est posé d'une façon certaine, nous accep'ons les conclusions suivantes, formulées dans la Thèse de Prompt [1] : « La trépanation de l'apophyse mastoïde, indiquée par plusieurs auteurs comme un mode de traitement applicable aux accidents encéphaliques de l'otite, soit comme médication curative, soit comme médication préventive, mérite de prendre place définitivement dans la chirurgie ; mais il faut en restreindre l'usage aux cas aigus ou bien aux cas chroniques dans lesquels on constate un état morbide de l'apophyse elle-même ».

Quant au Manuel opératoire de cette trépanation, nous renvoyons pour son étude aux Traités spéciaux ou à l'excellent résumé qu'en donne Ladreit de Lacharrière dans son article déjà cité du *Dictionnaire encyclopédique.*

[1] Prompt; *loc. cit*, pag. 98.

CONCLUSIONS.

I. La méningite est une complication relativement fréquente de l'otite. Toutes les variétés d'otite peuvent la produire, mais l'otite moyenne est celle qui lui donne le plus fréquemment naissance.

II. Les symptômes de l'otoméningite sont ceux de la méningite aiguë, auxquels viennent se surajouter des manifestations auriculaires d'intensité variable.

III. Le diagnostic doit en être fait avec plusieurs autres complications de l'otite (abcès du cerveau ou du cervelet, phlébite des sinus) et avec certaines maladies générales telles que la fièvre typhoïde. — Le pronostic est généralement fatal.

IV. La propagation de la phlegmasie aux méninges ne se fait pas toujours par l'intermédiaire d'une ostéo-périostite totale du rocher. La transmission, favorisée par la rétention du pus, peut également s'accomplir par les multiples diverticules qui partent de l'oreille moyenne.

V. Le traitement de l'otoméningite doit être surtout préventif. On apportera le plus grand soin à traiter une otorrhée rebelle et à annuler l'action des germes qui l'entretiennent, en même temps qu'à combattre les phénomènes de rétention lorsqu'ils se produisent. — Quant à la complication méningée elle-même, elle est justiciable du traitement habituel de la méningite et, dans certains cas déterminés, d'une trépanation hâtive de l'apophyse mastoïde.

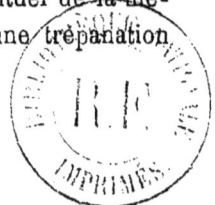

297.